Christian ILUNGA

La survie

Christian ILUNGA

La survie

Le parcours d'un drépanocytaire

Éditions Muse

Imprint

Any brand names and product names mentioned in this book are subject to trademark, brand or patent protection and are trademarks or registered trademarks of their respective holders. The use of brand names, product names, common names, trade names, product descriptions etc. even without a particular marking in this work is in no way to be construed to mean that such names may be regarded as unrestricted in respect of trademark and brand protection legislation and could thus be used by anyone.

Cover image: www.ingimage.com

Publisher:
Éditions Muse
is a trademark of
Dodo Books Indian Ocean Ltd. and OmniScriptum S.R.L publishing group

120 High Road, East Finchley, London, N2 9ED, United Kingdom
Str. Armeneasca 28/1, office 1, Chisinau MD-2012, Republic of Moldova, Europe
Printed at: see last page
ISBN: 978-620-7-81271-4

Introduction :

Dans cet ouvrage poignant, nous plongeons au cœur du quotidien d'un être d'exception, un drépanocytaire. La drépanocytose, maladie génétique dévastatrice, nous entraîne dans un voyage empreint de douleurs et d'obstacles insurmontables. Ce récit captivant et authentique lève le voile sur les réalités souvent méconnues de cette maladie, tout en mettant en lumière le courage et la ténacité dont font preuve ceux qui en sont atteints.

En 1910, le Dr James Herrick, médecin cardiologue à Chicago (Etats-Unis), a décrit dans une de ses publications chez un patient noir originaire de la Grenade (Espagne) un syndrome encore inconnu jusqu'alors. Ce syndrome était caractérisé par une anémie sévère associée à une forme particulière d'érythrocytes évoquant celle d'une faucille.

Ce cas fut le premier cas scientifique décrivant un syndrome drépanocytaire. Plusieurs autres cas ont ensuite été décrits avec les mêmes similitudes cliniques et biologiques.

En 1917, le Dr Victor Emmel démontre la déformation érythrocytaire in-vitro en absence d'oxygène. Les notions de falciformation et défalciformation voient le jour ainsi que la notion de test de diagnostic (test d'Emmel).

C'est seulement en 1922 qu'est proposé le nom de « sickle cell disease » (SCD) ou *drépanocytose* en français. En 1944, sont réalisés les premiers dépistages du trait drépanocytaire dans un contexte de médecine coloniale. Ces dépistages sont faits en Afrique de l'Ouest, du Sud et au Nigeria et ont pour but l'étude des « pathologies dites exotiques ».

Le gène S responsable de la pathologie est alors découvert. C'est à partir de ces études que naissent les premières théories de transmission de la drépanocytose. Parmi ces théories, celle du Dr Hermann Lehmann, médecin britannique. Selon lui : *« Le gène S est une caractéristique « noire » et le métissage avec des non-Africains expliquerait les zones de répartition plus faibles de la maladie. »*

Cette théorie a été proposée comme une interprétation intéressante aux résultats des dépistages au sein des différentes populations (1949).
À partir de 1950, les connaissances sur la drépanocytose deviennent de plus en plus concrètes avec une intensification de la recherche corrélée aux innovations scientifiques. James Neel, médecin généticien démontre que la transmission de la maladie suit une loi mendélienne.

En 1956, Vernon Ingram et John Hunt démontrent que la maladie est due à un remplacement d'un acide aminé dans la structure de l'hémoglobine.
En 1980, Robert Hebbel est le premier à observer l'adhérence vasculaire des cellules falciformes : c'est le début de la connaissance de la physiopathologie drépanocytaire.

L'histoire de cette pathologie nous montre bien les limites qui existent dans la connaissance de cette maladie qu'est la drépanocytose. Cet amalgame ou encore confusion reste souvent encore présent chez le personnel soignant ou même les malades. **En effet, la drépanocytose n'est pas uniquement une pathologie des populations noires, même si ces dernières sont les plus touchées**. C'est une pathologie que toutes les personnes hétérozygotes AS peuvent transmettre à leurs enfants.

La drépanocytose est la maladie génétique la plus fréquente dans le monde. Les différentes migrations ont favorisé son expansion dans le monde. Dans son rapport de 2006, l'OMS estime que 500 millions d'individus sont porteurs du trait drépanocytaire et qu'environ 50 millions d'individus vivent avec la maladie [2]. Chaque année, 300.000 enfants naissent avec la maladie, dont les 2/3 en Afrique sub-saharienne [1].
En Afrique, la fréquence des porteurs du gène de la drépanocytose est variable et peut atteindre des prévalences de 40 % dans certaines populations [3, 4].

En République démocratique du Congo (RDC), les données épidémiologiques récentes ont montré qu'en période néonatale, 2 % de nouveau-nés sont homozygotes pour la maladie et environ 40.000 naissances d'enfants drépanocytaires sont estimées chaque année, tandis que dans la population adulte le portage du trait s'élève à 25 % et la forme homozygote affecte environ 2% des individus [5, 6]. Si ce chiffre est significatif au point de vue épidémiologique, la maladie reste peu connue avec pour conséquence une forte mortalité dans un pays à ressources limitées [7-9].

La drépanocytose est caractérisée par des crises douloureuses et des crises hématologiques exposant à un risque transfusionnel important et une forte susceptibilité aux infections. Ceci rend compte de la forte morbi-mortalité enregistrée chez les drépanocytaires et que 50 à 80 % des enfants nés sur le continent africain n'atteindront pas l'âge de 5 ans [8, 9]. À côté de ces manifestations aiguës, la drépanocytose associe des complications chroniques dégénératives au niveau des organes [10, 11] et un retard staturo-pondéral et pubertaire [12, 13]. Elle entraîne des séjours fréquents à l'hôpital.

La lutte contre la drépanocytose met à contribution plusieurs secteurs et les incidences en santé publique sont importantes dont les conséquences peuvent être évaluées par rapport à la mortalité infantile, particulièrement celle des moins de 5 ans. Dans la plupart des pays où la drépanocytose constitue une préoccupation majeure de santé publique, les moyens de base pour sa prise en charge sont restés insuffisants, le dépistage systématique de la maladie à la naissance n'est pas de pratique courante et le diagnostic est généralement posé tardivement [8, 9, 15].

Contrairement aux pays du Nord, les patients drépanocytaires en RDC ne bénéficient pas d'un suivi médical rigoureux et régulier à la recherche des complications organiques auxquelles expose la maladie [8, 9, 15-17].

En outre, les ressources humaines, financières, matérielles et les centres spécialisés dans la prise en charge de la drépanocytose et ses complications sont rares. La prise en charge reste quasiment uniquement médicale. Le système de santé est dominé par les programmes verticaux orientés vers des pathologies particulières (paludisme, tuberculose et VIH/SIDA), ceci désorganisant le système intégré des soins de santé. En outre, les drépanocytaires, à l'instar de l'ensemble de la population, vivent dans un système sans sécurité sociale.

En parallèle des soins médicaux, des études ont montré que le succès de la prise en charge de la maladie résidait dans une approche globale centrée sur le malade et sa famille [18]. La drépanocytose est une maladie chronique invalidante sujette à de nombreux tabous et de nombreuses stigmatisations dans nos sociétés Africaines pouvant aller de l'isolement et de la maltraitance du patient au divorce des parents [19-24].

Ce tableau alarmant du vécu de la maladie dans un contexte socioculturel Africain montre la nécessité de réaliser un travail d'information et de mise en sens du vécu et des émotions de familles des drépanocytaires. L'objectif de cette étude est d'identifier d'une part les répercussions psychosociales de la drépanocytose vécues par les parents à différentes étapes de la maladie : l'annonce du diagnostic, la prise en charge et après le décès ; d'autre part, les besoins et les problèmes liés à la prise en charge des drépanocytaires auprès de ces parents. Pour être identifiées, ces différentes répercussions nécessitent un diagnostic communautaire en considérant que la santé et la qualité de vie sont intimement liées.

Chaque jour, notre protagoniste doit lutter contre les symptômes douloureux de la drépanocytose. Les crises vaso-occlusives, les anémies sévères et les complications diverses se dressent sans cesse sur son chemin, menaçant sa santé physique et psychologique. Nous découvrons ainsi les multiples facettes de cette maladie invisible, mais pas moins éprouvante.

Pourtant, malgré les douleurs, ce livre nous dévoile également la force extraordinaire qui anime le drépanocytaire. Loin de se laisser abattre, notre protagoniste fait face à chaque épreuve avec une détermination sans faille. Il nous démontre qu'au-delà de la résilience, il est possible de trouver de la joie, de l'espoir et même de l'amour dans les recoins les plus sombres de la maladie.

À travers ces pages, nous sommes invités à suivre le parcours singulier des drépanocytaires, à partager ses victoires et ses défaites, à ressentir avec lui chaque émotion, qu'elle soit empreinte de souffrance ou de bonheur. Ce livre nous ouvre les yeux sur les réalités d'une maladie souvent méconnue et stigmatisée, tout en rendant hommage à la résilience et à la force des personnes qui en sont affectées.

En tournant chaque page, nous nous rapprochons de l'intimité de cet être exceptionnel, dont la vie est marquée par la drépanocytose.

Chapitre 1 : la drépanocytose

- Ce chapitre présentera les principales informations médicales sur la drépanocytose, une maladie génétique du sang caractérisée par des globules rouges en forme de faucille. Il expliquera les symptômes, les complications possibles ainsi que les traitements disponibles.

L'hémoglobine principal acteur dans cette maladie qu'est la drépanocytose, est une protéine contenue dans les globules rouges, qui sert à transporter l'oxygène des poumons vers les différents organes, les muscles et tous les tissus grâce à la circulation artérielle.

Après avoir transporté et délivré l'oxygène aux tissus, elle retourne aux poumons en y transportant d'autres éléments comme le dioxyde de carbone. Ensuite, elle se charge de nouveau de molécules d'oxygène afin d'assurer le cycle de la respiration cellulaire.

La quantité d'hémoglobine dans le sang varie en fonction du sexe ; chez l'homme elle est de **13 à 18 g/dl** de sang et de **12 à 16 g/dl** chez la femme.

Il existe plusieurs types d'hémoglobines :

- **Hémoglobine A1** : elle représente 98% de l'hémoglobine d'un individu normal ;
- **Hémoglobine fœtale** : elle existe chez le fœtus et persiste après la naissance et est progressivement remplacée par l'hémoglobine A1 dans les mois qui suivent ;
- **L'hémoglobine S** : c'est la forme qui est responsable de la drépanocytose.

L'hémoglobine HbS est aujourd'hui la plus fréquente des anomalies génétiques en France. On distingue deux grandes catégories de personnes concernées par cette anomalie de l'hémoglobine :

- Les drépanocytaires hétérozygotes ou encore AS
- Les drépanocytaires homozygotes ou encore SS

Les drépanocytaires hétérozygotes représentent la plus grande partie de la population drépanocytaire. On comptabilise la naissance d'environ 9000 patients hétérozygotes chaque année en France. Ces patients hétérozygotes possèdent à la fois, en proportion sensiblement égale l'hémoglobine A (normale) et l'hémoglobine S (anormale) ils sont ainsi porteurs du trait drépanocytaire ou encore AS.

Les personnes AS sont asymptomatiques et le seul risque encouru pour elles est de transmettre le gène anormal à leurs enfants. Il est donc indispensable de dépister les hétérozygotes et de demander une électrophorèse de l'hémoglobine chez le conjoint. En ce qui concerne les patients drépanocytaires homozygotes en plus d'avoir les symptômes, ils transmettent le gène anormal à chaque procréation.

Le gène S n'est pas le seul gène anormal de l'hémoglobine, il existe environ 50 variants connus. Les plus répandus sont les gènes C et E. Un patient drépanocytaire peut donc recevoir de ses parents des gènes AC ou AE, SC ou SE. Dans les deux derniers cas, on dit que le patient est **un drépanocytaire hétérozygote composite**.

Cette maladie qu'est la drépanocytose se manifeste par une anémie car le taux d'hémoglobine des personnes drépanocytaires est nettement en dessous de la normale. Ce faible taux d'hémoglobine est à l'origine d'autres symptômes comme la fatigabilité, les vertiges, l'essoufflement. En plus de l'anémie, les personnes atteintes de drépanocytose ont aussi une sensibilité aux infections, et des crises douloureuses caractéristiques de la maladie. Ces crises sont causées par une mauvaise circulation sanguine et par le manque d'oxygénation des tissus, surtout les tissus osseux. Les manifestations de cette maladie sont très variables d'une personne à l'autre et, pour une même personne, elles peuvent varier d'un moment à l'autre.

Au vu des différentes complications qu'entraînent cette pathologie, le pronostic d'un syndrome drépanocytaire majeur (SDM) est d'autant plus favorable que sa prise en charge est précoce, il est impératif d'effectuer le diagnostic dès la naissance. Un programme de dépistage néonatal existe en France depuis 1995. Il est ciblé sur les populations dites à risque.

Du fait des progrès des traitements et de l'allongement de l'espérance de vie des malades, la prévalence de cette maladie est en constante augmentation et elle a été reconnue comme priorité de santé publique par les autorités de santé nationales et internationales.

Diagnostic

Lors d'une grossesse chez un couple à risque, un **diagnostic prénatal** peut être proposé. Il consiste à rechercher l'allèle muté dans l'ADN fœtal, à partir de cellules du placenta dès la 12e semaine de grossesse ou encore par amniocentèse vers la 16e semaine. Il est également possible de réaliser un **diagnostic préimplantatoire** (DPI) sur des embryons obtenus par fécondation in vitro, mais ce procédé est lourd et très encadré juridiquement.

Le **diagnostic** de la drépanocytose peut être établi par **frottis sanguin** ; les hématies falciformes sont en effet facilement observables au microscope. Pour poser le diagnostic une autre option est possible c'est l'électrophorèse. Des **tests génétiques** révélant la présence du gène muté responsable de la maladie sont utilisés pour résoudre certains cas plus complexes.

Le diagnostic de drépanocytose repose dans tous les cas sur l'identification de la présence d'une Hémoglobine S. La première étape du diagnostic s'effectue généralement par focalisation isoélectrique ou encore par électrophorèse sur acétate de cellulose à pH alcalin. Cette technique reste quand même moins précise.

Le remplacement par une valine de l'acide glutamique en position 6 de la chaîne β de globine introduit dans le tétramère deux charges positives supplémentaires. Cette substitution élève le point isoélectrique de l'Hb de 6,95 à 7,25. Lors de l'électrophorèse à pH alcalin, l'HbS migre donc plus lentement que l'HbA vers l'anode (électrode positive).

Certains laboratoires préfèrent utiliser en première intention une chromatographie liquide haute performance (CLHP) sur colonne échangeuse de cations. Des automates permettent d'effectuer en quelques minutes l'analyse et le dosage des diverses hémoglobines ; elles sont identifiées par leur temps d'élution dans d'étroites fenêtres bien définies et parfaitement reproductibles.

Dans tous les cas, le résultat d'un seul test est insuffisant pour affirmer le diagnostic d'HbS. Ce diagnostic doit être confirmé, que ce soit par chromatographie liquide haute performance, lorsqu'il est fait initialement par focalisation isoélectrique, ou par un test fonctionnel. Les tests fonctionnels sont destinés à mettre en évidence la solubilité diminuée de la désoxy-HbS ou sa migration caractéristique lors de l'électrophorèse sur gel. Lorsqu'on a une suspicion de diagnostic positif au dépistage néonatal, cela implique toujours l'étude des parents.

Il apparaît également important de rechercher l'HbS chez tout adulte jeune, faisant partie d'une population dite à risque. Cette recherche a essentiellement pour objectif d'identifier les couples porteurs d'anomalies de l'hémoglobine qui pourraient avoir des enfants atteints de la drépanocytose.

Le conseil génétique, associé d'un diagnostic prénatal et à l'offre d'une interruption thérapeutique de grossesse, permet, si les parents le souhaitent, d'éviter la naissance d'un enfant porteur de cette maladie. Enfin, chez les malades, un bilan hémoglobinique complet permet de préciser la forme génétique en cause, et dans une certaine mesure d'en évaluer le pronostic.

Tout au long de ces dernières années, l'espérance et la qualité de vie des patients ont été considérablement améliorées.

Dans la ville ou il ne fait jamais nuit de la Kinshasa, vivait un jeune garçon nommé Kongolo. La vie de Kongolo était loin d'être ordinaire, car il était confronté quotidiennement aux défis liés à la drépanocytose, une maladie génétique du sang. Cette maladie chronique avait façonné sa vie, rendant difficile même les tâches les plus simples. Cependant, la détermination de Kongolo et le soutien indéfectible de sa famille l'ont propulsé vers l'avant, lui inspirant espoir et résilience face à l'adversité.

L'anémie falciforme est une maladie héréditaire qui affecte la forme et la fonction des globules rouges. Normalement, les globules rouges sont ronds et flexibles, ce qui leur permet de se déplacer facilement dans les vaisseaux sanguins. Cependant, chez les personnes atteintes d'anémie falciforme, les globules rouges deviennent rigides et prennent la forme d'un croissant ou d'une faucille. Cette forme anormale provoque le blocage des cellules dans de petits vaisseaux sanguins, entraînant des épisodes de douleur intense appelés crises drépanocytaires.

La drépanocytose couvre un large éventail de pathologies. La plupart des drépanocytaires présentent une anémie chronique avec un taux d'hémoglobine de l'ordre de 8 g/dl. Les principaux problèmes proviennent de la tendance des hématies à devenir falciformes et à obstruer les capillaires lorsque la tension en oxygène est faible. Chez l'enfant, les hématies falciformes restent souvent bloquées dans la rate et cette séquestration splénique entraîne un risque grave de décès avant l'âge de sept ans, du fait d'une anémie prononcée soudaine associée à une splénomégalie d'installation rapide, ou d'une infection généralisée consécutive à une insuffisance fonctionnelle de la rate. Entre 6 et 18 mois, les enfants atteints présentent souvent des tuméfactions douloureuses des mains et/ou des pieds (syndrome des extrémités). Des crises douloureuses sévères récurrentes et imprévisibles sont également observées chez les survivants, ainsi qu'un « syndrome thoracique aigu » (pneumopathie ou infarctus pulmonaire), une nécrose osseuse ou articulaire, un priapisme ou une insuffisance rénale.

Chez la plupart des patients, l'incidence des complications peut être réduite par des mesures de protection simples, à savoir : administrer de la pénicilline à titre prophylactique au cours de l'enfance, éviter des extrêmes de température et la déshydratation et contacter le plus tôt possible un centre spécialisé. Ces précautions sont surtout efficaces si le dépistage a lieu au moment de la naissance.

Certains drépanocytaires présentent des problèmes si graves qu'ils doivent être régulièrement transfusés et traités par des chélateurs du fer. Cette situation ainsi que l'évolution des manifestations drépanocytaires en Afrique font qu'il faut d'urgence mettre au point des modèles de soins appropriés pour la prise en charge de cette maladie en Afrique subsaharienne.

Le parcours de Kongolo contre la drépanocytose a commencé dès son plus jeune âge. On lui a diagnostiqué cette maladie alors qu'il n'était qu'un bébé et ses parents ont été dévastés par la nouvelle. Ils savaient que leur fils serait confronté à de nombreux défis tout au long de sa vie, mais ils étaient déterminés à lui apporter les meilleurs soins et soutien possibles.

Dès son plus jeune âge, la vie de Kongolo tournait autour des rendez-vous médicaux.es contrôles réguliers, des transfusions sanguines et des médicaments sont devenus partie intégrante de sa routine quotidienne. Ses parents, malgré leurs propres peurs et anxiétés, l'accompagnaient à chaque rendez-vous, veillant à ce qu'il reçoive les soins et l'attention dont il avait besoin.

Cependant, assister à ces rendez-vous médicaux n'était pas une tâche facile. L'hôpital était situé loin de leur domicile et le voyage en lui-même était ardu. Le système immunitaire affaibli de Kongolo le rendait vulnérable aux infections. Ses parents ont donc dû prendre des précautions supplémentaires pour minimiser le risque d'exposition aux germes et aux virus. Malgré tous leurs efforts, Kongolo tombait souvent malade après ces visites, prolongeant son temps de récupération et aggravant son inconfort général.

Les défis ne se sont pas arrêtés là. L'anémie falciforme a non seulement affecté Kongolo physiquement, mais a également eu des conséquences néfastes sur son bien-être émotionnel. Il se sentait souvent isolé et différent de ses pairs, car il était incapable de participer à des activités physiques comme les autres enfants. Ses parents ont fait de leur mieux pour créer un environnement favorable à la maison, l'encourageant à exprimer ses sentiments et lui offrant des opportunités de créativité.

L'une des plus grandes passions de Kongolo était l'art. Il trouve réconfort et joie en s'exprimant à travers la peinture et le dessin. L'art est devenu pour lui un exutoire thérapeutique, un moyen d'échapper à la douleur et de trouver la beauté du monde. Ses œuvres ont non seulement servi de forme d'expression personnelle, mais sont également devenues un moyen de sensibiliser à l'anémie falciforme et d'inspirer d'autres personnes confrontées à des défis similaires.

Malgré les difficultés et les revers quotidiens, Kongolo est resté optimiste. Il a refusé de laisser sa maladie le définir ou dicter son avenir. Avec le soutien de sa famille, il a continué à poursuivre ses rêves, s'efforçant de mener une vie normale malgré les limites imposées par sa condition. Ses parents lui ont insufflé un sentiment d'espoir et d'optimisme, lui rappelant constamment que des progrès médicaux étaient réalisés et qu'un avenir meilleur l'attendait.

Le manque d'informations par rapport à cette pathologie a entraîné beaucoup de confusion quant au traitement et à l'espérance de vie des patients atteints. En effet, dans plusieurs foyers, l'annonce du diagnostic d'un enfant drépanocytaire suscite souvent des interrogations :

- *Qu'est-ce que c'est comme maladie ?*
- *Est-ce moi qui ai transmis cette maladie à mon enfant ?*
- *Pourra-t-il s'en sortir ?*

Lorsque les familles se retrouvent face à cette maladie en fonction des ethnies, des origines, des religions, on observe différentes réactions. Pour certains le fait qu'on ne guérisse pas de cette maladie est perçue comme une condamnation, pour d'autres les enfants drépanocytaires sont des enfants « maudits » et sont souvent maltraités, sous traités. Pour d'autres, l'annonce de la maladie amène les parents à surprotéger leurs enfants et à créer une sorte de bulle dans laquelle les enfants se sentent vite à l'étroit. L'aspect culturel dans cette maladie est très important car pour pouvoir transmettre des informations ou des consignes concernant la maladie il est important de savoir quelle est l'image que chaque patient a de cette maladie.

Chapitre 2 : Un réveil difficile

- Ce chapitre décrira le quotidien d'un drépanocytaire au réveil, avec les douleurs articulaires, la fatigue et les difficultés à démarrer la journée. Il mettra l'accent sur les mesures de prise en charge matinale, telles que l'hydratation abondante et la prise de médicaments.

Il était une fois, un patient atteint de drépanocytose qui se réveilla un matin avec une douleur intense dans les articulations. Cette personne, appelée Mutombo, était habituée à vivre avec les symptômes de cette maladie héréditaire, mais cette douleur était particulièrement intense ce jour-là.

Lorsque les globules rouges en forme de faucille obstruent les petits vaisseaux sanguins qui alimentent les articulations, cela entraîne une réduction de l'apport en oxygène et en nutriments, ainsi qu'une accumulation de débris cellulaires. Cette situation déclenche une inflammation au niveau des articulations, provoquant ainsi des douleurs et une mobilité réduite.

De plus, les crises vaso-occlusives sont une caractéristique fréquente de la drépanocytose. Ces crises se produisent lorsque les globules rouges en forme de faucille obstruent complètement les vaisseaux sanguins, entraînant une ischémie (manque d'oxygène) dans les tissus. Lorsque ces crises surviennent au niveau des articulations, elles provoquent des douleurs articulaires aiguës et une limitation des mouvements.

Mutombo se redressa lentement dans son lit, sentant chaque mouvement amplifier la douleur qui la traversait. Elle savait que la drépanocytose pouvait causer des douleurs articulaires, mais cette fois-ci, c'était plus intense que jamais. Elle était à la fois inquiète et découragée, car elle savait que sa journée serait difficile.

Malgré la douleur, Mutombo décida de faire appel à sa force intérieure et de surmonter cette épreuve. Elle prit son temps pour se lever, en prenant soin de ménager ses articulations douloureuses. Elle se rappela les conseils de son médecin et commença à appliquer des compresses chaudes sur ses articulations, espérant ainsi soulager la douleur.

Mutombo prit également ses médicaments prescrits pour la drépanocytose, en sachant qu'ils l'aideraient à gérer la douleur et à prévenir les complications. Elle savait que la drépanocytose était une maladie chronique qui nécessitait une gestion quotidienne, et elle était déterminée à ne pas laisser la douleur la dominer.

Malgré la douleur persistante, Mutombo trouva la force de se rendre à son rendez-vous médical. Son médecin était bien conscient de ses douleurs articulaires et travaillait en étroite collaboration avec elle pour trouver des solutions adaptées à ses besoins. Il lui recommanda des exercices de physiothérapie spécifiques pour renforcer ses articulations et améliorer sa mobilité.

Avec le temps, Mutombo apprit à gérer ses douleurs articulaires de manière plus efficace. Elle trouva des techniques de relaxation qui l'aidaient à apaiser la douleur et à retrouver une certaine tranquillité d'esprit. Elle s'entoura également de personnes bienveillantes et compréhensives, qui la soutenaient dans son combat contre la drépanocytose.

Bien que la douleur articulaire fasse partie intégrante de sa vie quotidienne, Mutombo refusa de la laisser la définir. Elle trouva des moyens de rester active, en adaptant son mode de vie pour préserver sa santé et son bien-être. Elle continua à poursuivre ses passions, à entretenir des relations positives et à se concentrer sur les aspects positifs de sa vie.

Aujourd'hui, Mutombo est un exemple inspirant pour les autres patients atteints de drépanocytose. Elle a surmonté de nombreux obstacles, y compris la douleur articulaire, pour vivre une vie épanouissante malgré sa maladie.

Chapitre 3 : Les rendez-vous médicaux

- Ce chapitre illustrera les fréquents rendez-vous chez le médecin et les spécialistes pour un drépanocytaire. Il soulignera les examens réguliers, les tests sanguins et les discussions avec les professionnels de santé pour surveiller l'état de la maladie.

Il était une fois, dans une petite ville nichée au milieu de collines verdoyantes, vivait un jeune garçon nommé Kabalela. Kabalela était une âme courageuse et résiliente, mais il portait un fardeau invisible à l'œil nu. Il est né avec la drépanocytose, une maladie génétique qui affecte la forme et la fonction de ses globules rouges.

La vie de Kabalela a été remplie d'une série de défis et d'obstacles que la plupart des enfants de son âge ne pouvaient même pas imaginer. La maladie l'a amené à ressentir de fréquents épisodes de douleur intense, souvent appelés « crises », qui le laissaient alité pendant des jours, voire des semaines. Ces crises lui rappellent constamment la fragilité de sa santé.

La gestion de son état nécessitait des visites régulières à l'hôpital appelé Centre de Médecine Mixte et Anemie SS de Kinshasa, un endroit qui était devenu comme une deuxième maison pour Kabalela et sa famille. L'hôpital était réputé pour son expertise dans le traitement de la drépanocytose et offrait un programme de soins complet adapté aux besoins uniques de patients comme Kabalela.

Cependant, assister à ces rendez-vous avait un prix. Le temps et les efforts consacrés à l'hôpital signifiaient que Kabalela devait souvent manquer l'école, les activités parascolaires et les rassemblements sociaux. Pendant que ses camarades de classe faisaient du sport ou assistaient à des fêtes d'anniversaire, Kabalela était confiné dans une chambre d'hôpital, subissant une batterie de tests et de traitements.

Malgré les difficultés, la famille de Kabalela a été réconfortée par le soutien indéfectible qu'elle a reçu des médecins, des infirmières et du personnel de l'hôpital. Ils savaient que chaque rendez-vous, aussi inopportun soit-il, était essentiel pour gérer l'état de Kabalela et assurer son bien-être à long terme.

Le personnel de l'hôpital est devenu partie intégrante de la vie de Kabalela, lui fournissant non seulement des soins médicaux mais aussi un soutien émotionnel. Ils ont compris les difficultés uniques auxquelles sont confrontés les patients drépanocytaires et ont fait de leur mieux pour que Kabalela se sente à l'aise et pris en charge. Dès l'instant où il a franchi les portes de l'hôpital, il a été accueilli par des sourires, des rires et un sentiment d'appartenance.

La famille de Kabalela a également trouvé du réconfort dans la communauté d'autres familles confrontées à des défis similaires. L'hôpital a organisé des groupes de soutien et des événements où ils ont pu entrer en contact avec d'autres personnes qui comprenaient les difficultés quotidiennes liées à la drépanocytose. Ces interactions ont créé un sentiment de camaraderie et leur ont rappelé qu'ils n'étaient pas seuls dans leur voyage.

À mesure que Kabalela grandissait, il commença à mieux comprendre son état et l'importance de ses rendez-vous médicaux. Il s'est rendu compte que même si ces mesures pouvaient limiter ses activités à court terme, elles étaient essentielles pour assurer sa santé à long terme et prévenir les complications.

Les rêves et les aspirations de Kabalela n'ont pas été éteints par son état. Il avait une passion pour l'art et un talent naturel pour la narration. Même si ses visites à l'hôpital perturbaient souvent ses activités créatives, il n'a jamais abandonné ses rêves. En fait, c'est pendant ces longues heures passées dans des lits d'hôpital qu'il a trouvé du réconfort dans son carnet de croquis et son carnet, créant des mondes et des personnages qui prendraient vie un jour.

La famille de Kabalela gardait espoir d'un avenir meilleur. Ils savaient que des progrès étaient réalisés chaque jour dans la recherche médicale et les traitements, et ils croyaient qu'un jour un remède contre la drépanocytose serait trouvé. D'ici là, ils continueraient de donner la priorité à la santé de Kabalela, sachant que les sacrifices qu'ils ont consentis aujourd'hui ouvriraient la voie à un avenir meilleur.

Chapitre 4 : Les crises de douleur

- Ce chapitre mettra en lumière les crises de douleur aiguës et intenses auxquelles se confronte un drépanocytaire de manière régulière. Il expliquera leur origine médicale, les méthodes de gestion de la douleur et les stratégies de prévention.

Au cœur de Kinshasa, nous rencontrons notre protagoniste, Lelo, une jeune femme atteinte de drépanocytose, qui a lutté toute sa vie contre les effets débilitants de la maladie. Son état lui fait vivre des crises de douleur atroces qui la laissent alitée pendant des jours. Malgré cela, Lelo est déterminée à vivre une vie bien remplie, en poursuivant sa passion pour l'art et en travaillant comme graphiste dans une grande agence de publicité.

Les crises « vaso-occlusives », qui sont dues à la « mauvaise » irrigation en sang de certains organes, se manifestent par des douleurs vives et brutales dans certaines parties du corps et peuvent, à la longue, entraîner la destruction de certains organes ou parties d'organes (c'est ce qu'on appelle la nécrose). Ces douleurs sont les manifestations les plus fréquentes de la maladie : elles peuvent être soudaines (ou aiguës) et transitoires (c'est-à-dire durer quelques heures ou quelques jours) ou chroniques (c'est-à-dire durer plusieurs semaines). Il arrive aussi que les deux types de crises coexistent chez un même individu (douleur chronique à laquelle s'ajoutent des crises brutales). Elles sont favorisées par la déshydratation, c'est pourquoi il est recommandé de boire beaucoup d'eau, mais elles sont aussi favorisées par le froid, l'altitude, le stress, les efforts excessifs, les infections ...

Toutes les parties du corps peuvent peut-être concernées, mais certains organes sont plus sujets que d'autres aux crises vaso-occlusives : les os, les pieds et les mains, les poumons, le cerveau. Les crises se manifestent différemment selon le ou les organe(s) atteint(s). Il peut s'agir de douleurs abdominales, fréquentes chez l'enfant et plus rarement chez l'adulte.

L'atteinte ostéo-articulaire est très fréquente, surtout après l'âge de cinq ans.

Les personnes ressentent des douleurs osseuses ou articulaires le plus souvent brutales et qui peuvent changer de localisation dans le corps. Elles sont dues à des gonflements à l'intérieur d'un os (œdème intra-osseux). Les douleurs surviennent surtout dans les os des jambes et des bras et dans la colonne vertébrale mais peuvent aussi toucher le bassin, la poitrine ou la tête. Les crises douloureuses, qui durent généralement trois à dix jours, sont difficilement prévisibles.

A terme, des parties d'os peuvent être détruites (infarctus osseux ou ostéonécrose) ce qui peut conduire à des complications articulaires (voir plus loin, le paragraphe consacré aux complications chroniques).

Le syndrome pied-main ou dactylite concerne exclusivement l'enfant, avant l'âge de deux ans. Le(s) pied(s) et/ou la ou les main(s) deviennent chauds, gonflés, et les mouvements sont douloureux. Cela peut être la première manifestation de la maladie chez les jeunes enfants, associée ou non à de la fièvre.

Le syndrome thoracique aigu se manifeste par une fièvre, une gêne ou des difficultés respiratoires (dyspnée), une respiration rapide, une toux, et des douleurs dans la poitrine. La radiographie des poumons montre la présence anormale de tâches blanches (infiltrats pulmonaires).

C'est une complication grave et le malade et/ou son entourage doivent en connaître les signes car ce syndrome doit être traité en urgence. Chez l'enfant il est souvent dû ou associé à une infection des poumons

Un jour, alors qu'elle est au travail, Lelo subit une crise de douleur particulièrement intense qui la rend incapable de bouger ou de parler. Elle est transportée d'urgence à l'hôpital, où elle rencontre son médecin. Il explique à Lelo que son état a amené ses globules rouges à changer de forme et à devenir collants, ce qui peut provoquer des blocages dans ses vaisseaux sanguins et entraîner des épisodes de douleur intense.

Alors que Lelo se rétablit à l'hôpital, elle commence à réfléchir à sa vie et à sa lutte contre la drépanocytose. Elle se souvient des innombrables fois où elle a dû rater des événements et des étapes importantes en raison de son état, et elle commence à ressentir de la colère et du ressentiment. Mais grâce aux conseils du médecin, Lelo commence à en apprendre davantage sur sa maladie et sur la manière de la gérer plus efficacement.

Au fil du temps, Lelo s'implique davantage dans la communauté drépanocytaire, participe à des groupes de soutien et se connecte avec d'autres patients qui partagent ses difficultés. Elle commence également à expérimenter de nouveaux traitements et thérapies, notamment l'hydroxyurée, un médicament qui peut aider à réduire la fréquence et la gravité des crises douloureuses.

Malgré ces changements positifs, Lelo reste confrontée à des revers et à des obstacles en cours de route. Elle fait une rechute et est de nouveau hospitalisée, ce qui l'amène à se demander si elle pourra un jour vivre une vie normale. Mais avec l'aide de sa famille et de ses amis, ainsi que de sa propre force intérieure et de sa détermination, Lelo continue de se battre et ne perd jamais espoir.

Chapitre 5 : L'angoisse des complications

- Ce chapitre abordera les complications potentielles de la drépanocytose, telles que les infections sévères, les accidents vasculaires cérébraux et la dégradation des organes. Il détaillera les précautions à prendre, les signes à surveiller et les traitements disponibles.

Les occlusions vasculaires peuvent être à l'origine de complications majeures. Le **syndrome thoracique aigu** constitue une complication fréquente dans les jours qui suivent une crise vaso-occlusive. Il correspond à la première cause de décès des patients atteints de drépanocytose. Dans le syndrome thoracique majeur, la vaso-occlusion affecte le poumon et compromet l'oxygénation de tout l'organisme. Après cela surviennent des difficultés respiratoires et des douleurs dans la poitrine, parfois accompagnées d'une fièvre.

Les accidents vasculaires cérébraux sont également communs chez les drépanocytaires, surtout chez les enfants. Ces AVC se manifestent de façon très variable (paralysie, maux de tête, aphasie, trouble de l'équilibre...) et sont généralement transitoires. Dans certains cas, ils laissent de graves séquelles intellectuelles et/ou motrices.

Enfin, la répétition des vaso-occlusions peut aboutir à la **nécrose qui est définie comme une mort incontrôlée d'une cellule, entraînant la mort des cellules voisines.** Cette nécrose peut toucher des tissus comme le tissu osseux c'est ce qu'on appelle l'ostéonécrose. C'est une affection caractérisée par la mort des cellules du tissu osseux. Certains organes comme la rate ; qui est très sollicitée pour assurer l'hémolyse des hématies falciformes ; fait partie des organes précocement lésé par les crises vasoocclusives. Elle n'assure alors plus complètement son rôle, cela favorise la survenue d'infections bactériennes.

La sensibilité aux infections : septicémie

Les autres manifestations de la drépanocytose comme l'anémie et les occlusions vasculaires sont exacerbées par les infections. Ces infections représentent toujours un risque de mortalité surtout pour les enfants aux mécanismes de défense affaiblis. Les progrès dans la prise en charge de la maladie ont permis d'accroître significativement l'**espérance de vie** moyenne des personnes atteintes de **drépanocytose** : elle est aujourd'hui de plus de 40 ans alors qu'elle était inférieure à 20 ans avant les années 1980.

Crise vaso-occlusive

La fréquence, la durée et la sévérité des crises est extrêmement variable.

La douleur provoquée par les crises légères peut être soulagée à l'aide d'antiinflammatoire non stéroïdien (AINS). Les crises sévères quant à elles requièrent l'injection intraveineuse d'opiacés à intervalles réguliers jusqu'à la fin de la crise. Les crises vasoocclusives affectant des organes tels que le pénis (priapisme) et les poumons sont des urgences médicales et elles sont traitées par transfusion de globules rouges.

Les crises vaso-occlusives représentent la manifestation ostéo-articulaire la plus fréquente de la drépanocytose. Elles touchent préférentiellement les os longs (fémur, humérus…). Elles surviennent parfois aussi au niveau des vertèbres, des côtes (avec des risques d'aggravation d'un état respiratoire parfois précaire), des os du crâne (diagnostic différentiel difficile avec un accident ischémique cérébral).

Ces crises vaso-occlusives sont dues à des blocages au niveau de la microcirculation. Elles se produisent très logiquement là où les vaisseaux sont de petit calibre et la vascularisation de type terminal. Les réseaux anastomotiques présents au niveau de la diaphyse protègent partiellement cette zone de l'os au moins au début de l'évolution de la maladie (la répétition des thromboses modifiant au fur et à mesure le mode de vascularisation).

Les crises sont favorisées par de nombreux facteurs : immobilité prolongée, effort physique, changement brutal de température, fièvre, déshydratation. Elles se manifestent par des douleurs très violentes, empêchant toute mobilisation, parfois précédées d'un malaise. Une hyperthermie est souvent associée. Localement, le segment atteint est sensible à la palpation chaude, inflammatoire. Au niveau de l'articulation proche, un épanchement réactionnel est possible. Il ne doit pas être confondu avec une arthrite bactérienne, ce d'autant que celles-ci sont rares dans le cadre de la drépanocytose.

Le traitement fait appel aux antalgiques ; l'importance des douleurs impose souvent d'avoir recours à des antalgiques puissants de type morphinique. L'enfant est réhydraté soi oralement soit par voie parentérale. La zone douloureuse est immobilisée et réchauffée. Il ne faut pas oublier à ce sujet que la dessiccation d'une attelle plâtrée refroidie le segment immobilisé. Utiliser les résines synthétiques parait plus judicieux.

Syndrome thoracique aigu
C'est la deuxième complication la plus fréquente de la drépanocytose, et elle est responsable d'environ 25 % des décès de patients drépanocytaires, la majorité de

ces cas présentant également une crise vaso-occlusive lorsqu'ils développent un syndrome thoracique aigu.

On parle de syndrome thoracique aigu lorsqu'au moins deux des cinq manifestations suivantes sont observées : **douleur thoracique, fièvre, infiltrat pulmonaire, atteinte respiratoire ou hypoxémie.** Ces symptômes sont semblables à ceux d'une pneumonie, il arrive souvent que les deux affections soient traitées en même temps. Cependant, environ 80 % des patients développent une crise vaso-occlusive au cours d'un syndrome thoracique aigu.

Crise d'Asplénie et infections

En raison de ses nombreux capillaires sanguins et de son rôle dans l'élimination des globules rouges défectueux, la rate est fréquemment lésée lors d'une crise drépanocytaire. Elle est souvent atteinte de plusieurs infarctus tissulaires avant la fin de l'enfance chez les patients homozygotes. L'atteinte de la rate favorise les risques d'infection par des bactéries encapsulées, notamment par des pneumocoques ou des méningocoques. Elles peuvent aussi aggraver l'anémie en cas d'infection par le parvovirus B19. Une vaccination préventive, voire la prise d'antibiotiques, peut être recommandée pour se prémunir contre certaines infections particulièrement redoutées chez les patients souffrant d'asplénie fonctionnelle.

Séquestration splénique

La séquestration splénique est une augmentation brutale de la taille de la rate ; elle est accompagnée d'une chute rapide du taux d'hémoglobine dans le sang. Il s'agit d'une situation d'urgence. Cette augmentation de la taille est due à l'accumulation de globules rouges dans la rate aux dépens de la circulation générale. Les patients non traités décèdent en une heure ou deux des suites d'un choc hypovolémique. Ces crises sont transitoires, et peuvent se prolonger trois ou quatre heures, voire une journée entière.

Réticulocytopénie

L'élimination rapide par la rate des globules rouges falciformes des drépanocytaires est à l'origine d'une anémie hémolytique. Cette anémie peut s'aggraver lors des crises drépanocytaires : on constate alors chez le patient un teint pâle, une accélération de la fréquence cardiaque et un état de fatigue générale. Le parvovirus B19 affecte directement la production de globules rouges en détruisant les réticulocytes qui en sont les précurseurs immédiats. L'infection à parvovirus bloque presque complètement la production de globules rouges pendant deux à trois jours. Ce blocage est quasiment sans conséquence chez un individu sain, mais peut rapidement menacer la vie d'un patient drépanocytaire. Il faut de quatre jours à sept jours pour se remettre d'une telle crise, certains patients ayant besoin d'une transfusion sanguine pour se rétablir.

Crise hémolytique

Une crise hémolytique est une chute brutale de la quantité d'hémoglobine dans le sang en raison de la lyse accélérée des globules rouges. Ce cas est particulièrement fréquent chez les patients atteints de favisme ou déficit en G6PD. La prise en charge est symptomatique, parfois avec transfusion sanguine.

Le syndrome pied main

Il était avant le dépistage systématique, le mode de révélation le plus fréquent de la drépanocytose. Il touche les enfants entre 6 mois et 2 ans. Avant cet âge, les crises vaso-occlusives sont exceptionnelles, le nourrisson étant protégé par son taux élevé en hémoglobine fœtale. Au-delà de 2 ans, les os longs de la main et du pied (métacarpiens et métatarsiens) ne participent plus à l'érythropoïèse (absence de moelle rouge), ce qui explique qu'il n'y ait plus de crises vaso-occlusives au niveau de ces os passé cet âge.

Il se manifeste par des douleurs associées à une tuméfaction importante et inflammatoire diffuse à plusieurs métacarpiens ou métatarsiens. S'y associe parfois de la fièvre. La radiographie initialement est normale. Par la suite apparaissent des appositions périostées, réaction du périoste qui tend à remplacer l'os nécrosé. Ce type d'atteinte ne laisse pas de séquelle, et pose peu de problème diagnostic. C'est par contre un élément de gravité pour la suite lorsque le syndrome pied main se produit avant l'âge d'un an.

Les infections ostéo-articulaires
Sont pratiquement toujours de véritables ostéomyélites. Les arthrites septiques vraies sont rares. Elles surviennent très souvent au niveau de segments osseux qui ont été le siège de multiples crises vaso-occlusives. Le tableau clinique est sensiblement le même que celui des crises vaso-occlusives. La fièvre est théoriquement plus importante. Le bilan biologique montre un syndrome inflammatoire. La radiographie est normale au moins durant les premiers jours. Rapidement, apparaît un épanchement sous périosté responsable d'un décollement périosté, visible à l'échographie.

Devant un tel tableau, tous les prélèvements possibles à visée bactériologique doivent être faits : hémocultures, ponction d'un épanchement articulaire, d'un abcès sous périosté. En plus du traitement antalgique et de l'immobilisation, une bi-antibiothérapie intraveineuse probabiliste est débutée associant par exemple céfotaxime ou ceftriaxone à de la fosfomycine pendant 10 jours, relayée par une antibiothérapie orale. Les germes les plus fréquemment rencontrés sont les salmonelles non typhiques, les staphylocoques, les pneumocoques.

En l'absence de traitement, l'os va être totalement envahi par la pullulation microbienne. Selon ces capacités à se défendre, l'ostéomyélite s'aggrave aboutissant à une pandiaphysite, où va se limiter et se chroniciser. En cas de pandiaphysite, une trépanation et un nettoyage-drainage chirurgical est indispensable, afin d'évacuer le pu présent dans le fût diaphysaire. Lors de l'évolution chronique, des séquestres, fragments osseux morts et infectés vont persister, et se réveiller à la moindre agression, imposant alors une excision chirurgicale.

Infection ostéo-articulaire ou crise vaso-occlusive ?

Cette question est loin d'être résolue. Elle reste néanmoins très fréquente, et pose beaucoup de problèmes. Deux faits sont essentiels et guident le schéma que nous proposons :

- Les crises vaso-occlusives sont beaucoup plus fréquentes que les infections (incidence de 2 pour 100 patients-années d'après un travail du groupe français d'étude de la drépanocytose).
- Les infections surviennent pratiquement toujours soit dans les suites d'une crise vaso-occlusive, soit sur un segment osseux qui a déjà été le siège de plusieurs crises aboutissant à une mauvaise vascularisation osseuse.

Pour pouvoir faire la différence entre les crises vaso-occlusives et les infections, la biologie n'est d'aucun secours. L'impression clinique est bien meilleure, mais dépend beaucoup de l'expérience.

A la lumière de ces éléments, nous proposons le schéma suivant :

- Prise en charge médicale initiale, comme s'il s'agissait d'une crise vaso-occlusive.

- Si après un traitement bien conduit (antalgiques, réhydratation, immobilisation), la symptomatologie ne s'est pas nettement améliorée, prescription d'une radiographie afin de juger de l'état de l'os, et d'une échographie à la recherche d'un abcès sous périosté.

- Réalisation de prélèvements à visée bactériologique habituels (hémocultures, lésions cutanées…) et spécialisés : prélèvements au bloc opératoire par le chirurgien au niveau d'un épanchement articulaire, d'un abcès sous périosté, ponction osseuse directe.

- Mise en route d'une bi-antibiothérapie seulement une fois que tous les prélèvements ont été faits.

Ce schéma impose une collaboration étroite entre pédiatres et orthopédistes. Il a l'avantage d'éviter de voir évoluer une ostéomyélite, et de ne pas rendre « chirurgicale » toute douleur osseuse chez le drépanocytaire. Enfin, il limite le risque de traiter une véritable ostéomyélite par une antibiothérapie inadaptée et de voir apparaître les complications mentionnées ci-dessus.

La répétition des crises vaso-occlusives ou leur intensité en des endroits fragiles sur le plan vasculaire aboutit à des zones de nécrose dont le retentissement est très variable selon la localisation.

Au niveau du rachis

Les vertèbres sont très souvent touchées par les crises vaso-occlusives. Leur répétition fait que la zone centrale du corps vertébral, qui est moins bien vascularisée, va moins bien croître que la périphérie car à ce niveau les anastomoses sont nombreuses. Ceci va aboutir à la vertèbre en H, qui peut se déformer, et être à l'origine d'une cyphose loco-régionale.

Au niveau de l'extrémité supérieure de l'humérus

Les infarctus osseux sont fréquents. La tête humérale est alors déformée, parfois douloureuse. En pratique, cela ne pose pas de problème chez l'adolescent et l'adulte jeune, même si parfois les images radiologiques sont impressionnantes. L'épaule n'étant pas une articulation portante, les contraintes y sont assez faibles, expliquant la bonne tolérance à long terme de défauts anatomiques majeurs.

Le problème est tout autre au niveau de la tête fémorale.

Les accidents vasculaires y sont très fréquents. De plus la vascularisation y est de type terminal, c'est-à-dire comme les branches d'un arbre, sans anastomose. Cette ostéonécrose touche approximativement un drépanocytaire sur dix, dont la moitié aura une atteinte bilatérale ce qui complique singulièrement la prise en charge. Jusqu'à ces dernières années, le pronostic de ces ostéonécroses était très sombre, et même si la situation reste grave dans la majorité des cas, les progrès médicaux concernant la prise en charge de l'enfant drépanocytaire et l'amélioration des possibilités d'imagerie, nous autorise à plus d'audace chirurgicale. En effet, lorsqu'on opérait une ostéonécrose de hanche, le résultat immédiat était souvent satisfaisant, mais le pronostic à long terme était mauvais, car de nouveaux accidents ischémiques survenaient et rendaient inopérant la correction chirurgicale.

Toute boiterie, toute douleur de hanche chez un enfant drépanocytaire impose de réaliser un examen clinique des hanches, à la recherche d'une limitation de la mobilité surtout présente en abduction et en rotation interne. Dans un premier temps, une radiographie du bassin de face et un profil des deux hanches est demandé.

Cet examen est essentiel et va permettre de faire le diagnostic de l'ostéonécrose, d'en apprécier de manière assez précise l'étendue. Lors du suivi, elle montrera la déformation de l'épiphyse fémorale lorsque la zone nécrosée s'affaisse sous la pression.

L'IRM est aussi un examen très intéressant dans ce contexte, car elle donne très précocement et précisément une idée de l'étendue et de la localisation de la zone nécrosée. Elle objective l'existence d'une zone inflammatoire autour de la nécrose. Lors de l'évolution de la nécrose, elle montre parfois que certains territoires se revascularisent, ce d'autant plus facilement que l'enfant est jeune, n'a pas fait de nouvel accident vasculaire, et qu'un traitement adapté à été fait.

Le traitement de l'ostéonécrose de hanche chez l'enfant drépanocytaire n'est pas codifié, et la littérature purement pédiatrique est assez pauvre en la matière. Assimiler cette pathologie à celle de l'adulte est une erreur, car chez l'enfant, il existe de véritables possibilités de revascularisation et de réparation de la zone nécrosée, ce qui n'est pas le cas chez l'adulte.

Ceci, associé aux jeunes âges de nos patients et à leur souhait d'être actif, nous incite à proposer des traitements conservateurs, au moins pour retarder au maximum l'heure de la prothèse de hanche. Rappelons à ce sujet, que les complications après mise en place d'une prothèse de hanche chez l'adulte drépanocytaire sont beaucoup plus fréquentes que dans la plupart des autres indications.

Que faire alors lors de la découverte d'une ostéonécrose de hanche chez un enfant drépanocytaire ?

Tout d'abord le mettre en décharge avec des cannes béquilles et sans appui, pendant toute la période douloureuse. Cette mesure est poursuivie tant que la hanche reste raide cliniquement. Par la suite, la remise en charge se fait de manière progressive, en expliquant bien que la récidive de la douleur doit inciter à la modération. Il nous ne semble pas possible de proposer des décharges avec l'idée d'empêcher l'éventuelle déformation de l'épiphyse fémorale, car cette reconstruction, si elle se produit, va prendre de nombreux mois. Une consultation avec un orthopédiste pédiatre est indispensable. Son travail va consister avec l'aide des radiographies et de l'IRM, à estimer l'importance de la localisation et son étendue. Plusieurs cas sont possibles :

- La nécrose est limitée, centrale, et le pourtour sain la protège durant la période où elle tente de se réparer.

- La nécrose est très étendue, et couvre l'ensemble du noyau épiphysaire. La tête va immanquablement se déformer, sans qu'on puisse réellement agir.

- La nécrose n'atteint qu'une partie de l'épiphyse, mais la zone saine ne la protège pas. L'épiphyse fémorale supérieure est parfois encore bien ronde ; dans d'autres cas, elle est déjà déformée.

Le chirurgien peut alors agir après en avoir discuté avec l'enfant, la famille et le pédiatre en proposant une intervention dont le but sera de remettre en charge les zones saines et de diminuer les contraintes sur les zones atteintes, par une ostéotomie fémorale, ou pelvienne, ou associant les deux. Pour pouvoir être réalisées, ces interventions nécessitent que la hanche soit bien souple et puisse se recentrer ; une période de traction pré-opératoire est parfois indispensable.

Les résultats de ces traitements sont encourageants. Ils nous ont permis de voir dans certains cas se réhabiter la zone nécrosée, et la tête se remodeler. Dans d'autres cas, ce remodelage et cette réparation n'ont pas eu lieu, mais le changement de la répartition des contraintes a rendu la hanche indolore, et plus mobile. Le moment de la mise en place de la prothèse totale de hanche est alors retardé.

Pour un dépistage de l'ostéonécrose de hanche chez l'enfant drépanocytaire ?

- Faire une radiographie du bassin lors de la prise en charge initiale de tout enfant drépanocytaire, de manière à avoir une idée précise de l'état de la hanche initialement.

- Interroger à chaque consultation l'enfant sur une éventuelle douleur de hanche

- En cas de crise douloureuse localisée à la hanche, faire une radiographie des hanches de face et de profil (essentiellement pour éliminer une autre pathologie), et une IRM si le diagnostic de nécrose se confirme.

- Toute nécrose constituée et authentifiée par ces examens doit être suivie par un orthopédiste pédiatre. Ce suivi se fait essentiellement sur la radiographie pour l'instant, car les traitements qui ont fait leurs preuves chez l'enfant, sont ceux qui sont à réaliser lorsque l'épiphyse fémorale se déforme. Les ostéotomies de fémur et/ou de bassin ont alors pour but de rétablir une meilleure congruence articulaire. Le même type de traitement peut parfois être proposé avant que la tête ne se déforme, si cette évolution spontanée parait inéluctable.

Au fil des ans, toutes ces manifestations de la maladie mettent l'organisme à rude épreuve. Les patients ont souvent un retard de croissance et une puberté plus tardive, puis diverses complications chroniques peuvent se déclarer chez l'adulte. Ces complications peuvent toucher presque tous les organes notamment le rein, le système ostéoarticulaire (arthrose, ostéoporose), l'œil (hémorragies intraoculaires), le foie, les poumons (hypertension artérielle pulmonaire) ou encore la vésicule biliaire (calculs). Il est important de prévenir les patients que toutes ses complications peuvent intervenir et qu'il est important d'avoir en plus des médicaments et d'une alimentation adaptée un bon rythme de vie.

Keku est une jeune femme qui a vécu avec la drépanocytose pendant la majeure partie de sa vie. Cette maladie sanguine héréditaire lui a présenté de nombreux défis et complications, notamment l'ostéomyélite et l'hépatite. Malgré les difficultés auxquelles elle est confrontée au quotidien, la résilience et la détermination de Keku inspirent non seulement elle-même mais aussi son entourage au sein de sa communauté.

La drépanocytose est une maladie génétique qui affecte la forme et la fonction des globules rouges. Ces cellules, normalement rondes et flexibles, deviennent rigides et en forme de croissant chez les personnes drépanocytaires. Cette forme anormale rend difficile la circulation fluide des cellules sanguines dans les vaisseaux sanguins du corps, entraînant diverses complications de santé.

Keku a reçu un diagnostic de drépanocytose à un jeune âge. Elle se souvient des fréquentes visites à l'hôpital et des épisodes douloureux connus sous le nom de crises drépanocytaires, au cours desquelles des cellules sanguines anormales se retrouvent piégées dans de petits vaisseaux sanguins, provoquant une douleur intense et des lésions organiques. Ces crises ont souvent laissé Keku épuisée et impuissante, mais elle n'a jamais laissé son état la définir.

L'un des défis les plus importants auxquels Keku a été confrontée est l'ostéomyélite, une infection osseuse. Les globules rouges en forme de faucille peuvent provoquer des blocages dans les vaisseaux sanguins irriguant les os, entraînant une restriction du flux sanguin et un risque accru d'infection. Keku a connu plusieurs épisodes d'ostéomyélite, qui ont nécessité de longues cures d'antibiotiques et parfois même une intervention chirurgicale. Malgré les conséquences physiques et émotionnelles, Keku reste déterminée à surmonter chaque obstacle qui se présente à elle.

En plus de l'ostéomyélite, Keku a également lutté contre l'hépatite, une infection virale qui affecte le foie. L'hépatite peut être particulièrement dangereuse pour les personnes atteintes de drépanocytose, car le foie est déjà soumis à un stress dû à l'anémie chronique provoquée par cette maladie. L'équipe soignante de Keku surveille de près sa fonction hépatique et lui fournit les traitements nécessaires pour gérer son hépatite.

Le parcours de Keku avec la drépanocytose n'a pas été facile, mais elle est déterminée à vivre pleinement sa vie. Elle connaît l'importance d'un diagnostic précoce et de l'accès à des soins de santé de qualité pour gérer efficacement sa maladie. L'histoire de Keku souligne la nécessité de poursuivre la recherche et de faire progresser les options de traitement contre la drépanocytose, ainsi que l'importance du soutien et de la compréhension pour les personnes vivant avec une maladie chronique.

Vivre avec une maladie chronique peut créer un sentiment d'isolement, mais Keku a trouvé du réconfort et du soutien au sein de sa communauté. Elle participe activement à des groupes de soutien et milite pour de meilleures ressources pour les personnes atteintes de drépanocytose. Grâce à ses propres expériences, elle est devenue une lueur d'espoir et d'inspiration pour d'autres personnes confrontées à des défis similaires.

La résilience et la détermination de Keku ont non seulement eu un impact sur sa propre vie, mais ont également mis en lumière les difficultés auxquelles sont confrontés les patients drépanocytaires. Son histoire nous rappelle l'importance de l'empathie et de la compréhension dans les interactions avec des personnes vivant avec une maladie chronique. Il est crucial de reconnaître que des batailles invisibles sont menées chaque jour et d'apporter soutien et encouragement à ceux qui en ont besoin.

Le parcours de Keku souligne également l'importance d'un diagnostic précoce et de soins de santé complets pour les personnes atteintes de drépanocytose. Une intervention rapide et une prise en charge appropriée peuvent améliorer considérablement la qualité de vie des patients. Il est essentiel de sensibiliser à la drépanocytose et de garantir que des ressources soient disponibles pour les personnes touchées par cette maladie.

Chapitre 6 : Les traitements et les avancées médicales

- Ce chapitre explorera les divers traitements utilisés pour la drépanocytose, y compris la transfusion sanguine, la prise d'hydroxyurée et les greffes de moelle osseuse.

Dans cette partie axée sur les traitements, nous allons aborder le point sur les différents traitements préventifs mis en place pour éviter les complications de la drépanocytose. Et ensuite, nous parlerons de la thérapie génique.

A. Les différents traitements de la drépanocytose.

Les traitements de la drépanocytose comportent un aspect préventif : *éviction des facteurs déclenchant les crises (froid, altitude, infections, déshydratation) ; supplémentation en folates (dont l'intérêt réel est cependant aujourd'hui remis en cause), traitement préventif des infections à pneumocoque et méningocoque (vaccination).*

• L'acide folique ou vitamine B9

Dans la drépanocytose, les globules rouges se renouvellent beaucoup plus rapidement que chez des personnes non malades. L'acide folique encore appelée vitamine B9 joue un rôle essentiel dans le renouvellement cellulaire et notamment des globules rouges. Afin de faciliter ce renouvellement cellulaire, les professionnels de santé proposent ainsi une prise régulière d'acide folique chez les personnes touchées par la drépanocytose.

- **L'hydroxyurée ou hydroxycarbamide**

Utilisé pour le traitement de la drépanocytose depuis les années 1990. Ce médicament permet de réduire significativement les crises douloureuses et l'anémie chez l'adulte comme chez l'enfant.

L'hydroxyurée, aussi connue sous le nom d'hydroxycarbamide, et commercialisée en France sous les noms de marque **Hydréa et Siklos** est un médicament qui permet de prévenir et réduire la survenue de crises vaso-occlusives.

Ce traitement permet d'augmenter la quantité d'hémoglobine fœtale produite par l'organisme. Cette hémoglobine devient disponible dans les globules rouges des personnes drépanocytaires en quantité suffisante pour contrebalancer les effets de l'hémoglobine S qui entraîne la rigidification des globules rouges et leur falciformation. Ce traitement permet aussi de réduire le nombre d'éléments du sang qui sont produits en trop grande quantité chez les drépanocytaires et qui participent aussi aux difficultés de circulation.

L'initiation de ce traitement doit se faire par le médecin spécialiste et doit également être contrôlée. En effet, le dosage de ce traitement doit être contrôlé dans les premiers mois afin de vérifier son efficacité et aussi de prévenir toute toxicité.

Chez l'enfant, son efficacité a été démontrée dès l'âge de 9 mois. Auparavant, il était proposé lorsque les douleurs se répétaient régulièrement, mais il est maintenant proposé plus tôt, pour éviter la répétition des crises douloureuses.

- **Les antibiotiques**

Les antibiotiques sont prescrits très tôt dans l'enfance aux personnes touchées par la drépanocytose. En effet, les drépanocytaires ont un système immunitaire plus faible qui ne leur permet pas de lutter convenablement contre les infections les plus banales. Les infections affaiblissent également l'organisme et cet affaiblissement peut se traduire par de graves complications chez les drépanocytaires.

Le traitement par antibiotique est quotidien et permet de prévenir les infections. Ce traitement peut être interrompu après l'adolescence ou à l'âge adulte, sur décision du médecin spécialiste, lorsqu'il estime que l'organisme du patient est assez fort pour lutter seul.

Un traitement par antibiotique peut être également prescrit de manière ponctuelle, lors de la survenue de certaines infections.

Certaines complications de la drépanocytose peuvent être évitées grâce à **un traitement préventif.** Il est donc important que le patient drépanocytaire soit pris en charge par une équipe spécialisée.

En plus de l'acide folique et de l'hydroxycarbamide, il existe aussi d'autres traitements préventifs pour éviter les complications.

- **Les programmes d'échanges transfusionnels réguliers**

Qui visent à remplacer les globules rouges malades par des globules rouges normaux provenant de donneurs de sang sains. Ceci revient à « changer le sang » par des transfusions multiples. Ce traitement est généralement proposé pour protéger le cerveau lorsque qu'on dépiste qu'il y a un risque, mais ce traitement permet également d'éviter que les crises douloureuses se répètent.

- **La greffe de moelle osseuse ou de sang de cordon**

La greffe permet actuellement d'obtenir la guérison dans 95% des cas, lorsqu'elle est réalisée, à partir d'un frère ou d'une sœur compatible. La greffe est réalisée après une chimiothérapie forte, et expose à des complications parfois sévères, mais rares. Il est important de la proposer tôt, avant que la maladie ne soit avancée. Lorsqu'un nouveauné est attendu dans la famille d'un enfant drépanocytaire, on propose de prélever à la naissance le sang de cordon. Ce sang est riche en « cellules souches hématopoïétiques », cellules qui peuvent être utilisées, tout comme la moelle osseuse pour une greffe, si le nouveau-né est HLA (Human Leucocyte Antigen) identique c'est à dire compatible avec le patient et non malade.

1. QUELQUES NOUVEAUX MEDICAMENTS

La meilleure compréhension de la maladie a permis de décrire plusieurs mécanismes importants dans la physiopathologie de la drépanocytose : la destruction des globules rouges malformés conduit à la présence d'hémoglobine libre et de ses produits de dégradation dans le sang. Ces molécules dégradent le monoxyde d'azote (NO), nécessaire à la dilatation des vaisseaux et donc au bon flux sanguin ainsi qu'à la lutte contre le stress oxydatif.

L'hémolyse des globules rouges libère aussi de l'hème, qui est un composant délétère pour la paroi des vaisseaux ; surtout pour l'endothélium qui est la couche la plus interne des vaisseaux sanguins, en contact avec le sang.

Le globule rouge n'est pas le seul concerné dans la drépanocytose. L'endothélium vasculaire, les globules blancs (notamment les neutrophiles) et les plaquettes aussi appelées thrombocytes (ces cellules du sang qui jouent un rôle primordial dans la coagulation) sont aussi impliqués dans les phénomènes d'occlusion vasculaire.

Les globules rouges déformés activent les plaquettes et l'endothélium, favorisant un ensemble d'événements (inflammation, adhésion, coagulation) délétères pour le vaisseau.

Cette meilleure compréhension de la physiologie de cette maladie a mené au développement de nouveaux médicaments ou à l'évaluation de médicaments prescrits dans d'autres indications. Certains visent à augmenter l'affinité de l'hémoglobine pour l'oxygène ou à stimuler la production d'hémoglobine fœtale, comme l'hydroxycarbamide. D'autres cherchent à réduire les altérations de la membrane des globules rouges, l'expression de molécule d'adhésion aux membranes des vaisseaux sanguins, l'hémolyse intravasculaire, l'impact des produits de dégradation de l'hémoglobine ou encore l'activation des plaquettes, du système de la coagulation et des différents mécanismes inflammatoires liés à la destruction des hématies.

Ces différentes pistes de recherche ont abouti à trois nouveaux médicaments qui ont fait l'objet d'études cliniques probantes :

- Le **voxelotor**, qui inhibe la polymérisation de l'hémoglobine S en favorisant la fixation de l'oxygène sur l'hémoglobine ;
- Le **crizanlizumab**, est un anticorps monoclonal thérapeutique qui réduit le phénomène d'agrégation cellulaire lors des crises vaso-occlusives en inhibant une molécule d'adhésion cellulaire (la P-sélectine) ;
- La **L-glutamine**, qui vise à réduire le stress oxydatif. La commercialisation de ces trois médicaments est autorisée aux Etats-Unis.

B. LA THERAPIE GENIQUE
Des pistes ouvertes grâce à la génétique et l'épigénétique

Les manifestations de la maladie sont très variées d'un patient à l'autre, bien que la drépanocytose ne soit causée que par une seule mutation dans un seul gène :

certains sont très peu symptomatiques alors que d'autres sont très affectés. L'espoir est de mettre en évidence de nouvelles cibles sur lesquelles on pourrait agir pour améliorer la prise en charge des patients.

Plusieurs portions de génome, situé sur un emplacement précis d'un chromosome associés au taux d'hémoglobine fœtale ont ainsi été identifiés. L'un d'eux correspond au gène codant pour le facteur de transcription de la protéine qui régule l'expression des gènes **BCL11A**. Il joue un rôle majeur dans l'arrêt de la production d'hémoglobine fœtale peu après la naissance. Son inhibition chez les malades drépanocytaires pourrait permettre de rétablir la production de cette hémoglobine fœtale, au dépend de l'hémoglobine S.

La thérapie génique
La lourdeur des greffes de moelle osseuse et la difficulté à trouver des donneurs compatibles, font en sorte que les perspectives de guérison de la drépanocytose reposent plus volontiers sur la thérapie génique. Cette approche vise à "greffer" un gène sain de la bêta-globine dans les cellules souches hématopoïétiques des malades drépanocytaires. Des essais encourageants ont été réalisés sur des modèles animaux de la maladie. Des études ont été réalisées en France comme à l'étranger, avec des résultats encourageants. Une cinquantaine de patients dans le monde est aujourd'hui incluse dans des protocoles de ce type.

Par ailleurs, des perspectives intéressantes se précisent grâce aux outils d'édition du génome (*tel que le système CRISPR-Cas9, nobélisé en 2020*) : l'idée est de les utiliser pour corriger directement la mutation responsable de la maladie, ou pour modifier les régions régulatrices, en particulier au niveau du gène BCL11A, afin d'inhiber la production de l'hémoglobine fœtale dont le gène est réprimé dès la naissance.

Concrètement, la mise en œuvre de ces approches passe par le recueil de cellules souches hématopoïétiques du patient, la modification génétique thérapeutique (insertion du gène normal ou suppression d'un gène régulateur de l'hémoglobine fœtales), puis la réinjection des cellules modifiées dans l'organisme du patient après conditionnement.

Des souris drépanocytaires ont pu être guéries en introduisant chez ces animaux un gène produisant une hémoglobine « anti-drépanocytaire » en quantité élevée. Un essai clinique de phase 1/2 a été programmé à Paris pour évaluer la sécurité et l'efficacité de la thérapie génique des β-hémoglobinopathies (drépanocytose et thalassémie béta majeure) par transplantation de cellules souches CD34+.

Un adolescent de 13 ans a ainsi été traité contre la drépanocytose par thérapie génique en octobre 2014, et les résultats publiés en mars 2017 se sont révélés très encourageants.

En raison de difficultés techniques, économiques et éthiques, ces nouvelles thérapies ne seront pas d'utilisation courante à courte échéance. En attendant, l'extension aux pays en voie de développement des traitements actuellement disponibles dans les pays développés constituerait déjà un progrès significatif. Une meilleure compréhension des facteurs environnementaux qui interviennent dans la prise en charge de cette maladie permettrait de rendre plus compréhensibles les conseils donnés aux patients atteints de drépanocytose et d'améliorer leur qualité de vie peu importe l'endroit où ils se trouvent.

La drépanocytose est une maladie génétique du sang qui touche des millions de personnes dans le monde. Elle est causée par une mutation du gène HBB qui produit l'hémoglobine, la protéine qui transporte l'oxygène dans le sang. Cette mutation entraîne la production d'hémoglobine anormale, ce qui entraîne une déformation et une rigidité des globules rouges, entraînant des blocages dans les vaisseaux sanguins et une réduction de l'apport d'oxygène aux tissus et aux organes. Cela peut entraîner un large éventail de complications, notamment des douleurs, de l'anémie, des lésions organiques, des infections et des accidents vasculaires cérébraux.

Mukuna est né avec la drépanocytose. Ses parents ont été dévastés lorsqu'ils ont découvert que leur fils nouveau-né avait hérité de la maladie de leurs deux parents. Ils savaient que la drépanocytose pouvait constituer une maladie potentiellement mortelle, avec une espérance de vie réduite et un risque élevé de complications. Ils savaient également qu'il n'existait aucun remède contre la drépanocytose et que le seul traitement disponible consistait à gérer les symptômes et à prévenir les complications.

L'enfance de Mukuna a été marquée par de fréquentes visites à l'hôpital, des crises douloureuses et des journées d'école manquées. Il se sentait souvent isolé de ses pairs, qui ne comprenaient pas pourquoi il devait prendre des médicaments, éviter les activités intenses et se reposer fréquemment. Les parents de Mukuna ont fait de leur mieux pour le soutenir, mais ils ont également dû jongler avec leur propre travail et leurs responsabilités. Ils s'inquiétaient souvent de l'avenir de Mukuna, se demandant s'il serait capable de poursuivre ses rêves et de vivre une vie épanouie.

Malgré les difficultés, Mukuna était un enfant déterminé et résilient. Il a appris à gérer la douleur et la fatigue en se distrayant avec des livres, des puzzles et des jeux. Il se découvre également une passion pour le dessin et l'écriture, qui lui permettent d'exprimer ses émotions et son imagination. Les œuvres et les histoires de Mukuna ont souvent été inspirées par ses expériences avec la drépanocytose, depuis les pilules colorées qu'il devait avaler chaque jour jusqu'aux murs de l'hôpital qu'il regardait pendant ses longs séjours. La créativité de Mukuna lui a donné un sentiment d'utilité et d'accomplissement qu'il ne pouvait trouver ailleurs.

À mesure que Mukuna grandissait, son traitement médical devenait plus complexe et plus exigeant. Il devait subir régulièrement des transfusions sanguines, ce qui l'obligeait à passer des heures à l'hôpital, branché à une machine qui filtrait son sang et le remplaçait par celui d'un donneur. Il a également dû prendre divers médicaments, notamment des analgésiques, des antibiotiques et des immunosuppresseurs. Il devait surveiller sa consommation de liquide, éviter les températures extrêmes et se reposer autant que possible. La vie de Mukuna tournait autour de ses rendez-vous médicaux, qui perturbaient souvent son école, son travail et sa vie sociale.

Malgré les perturbations, Mukuna a refusé d'abandonner ses rêves. Il a continué à poursuivre ses intérêts artistiques, en suivant des cours et des ateliers chaque fois qu'il le pouvait. Il a également commencé à partager ses œuvres et ses histoires en ligne, se connectant ainsi avec d'autres personnes atteintes de drépanocytose et de maladies chroniques. Il a trouvé une communauté qui comprenait ses luttes et soutenait sa créativité. Les œuvres et les histoires de Mukuna sont devenues plus qu'un passe-temps ; ils sont devenus un moyen de sensibiliser le public a la drépanocytose et d'inspirer les autres à persévérer.

La famille de Mukuna gardait espoir d'un avenir meilleur, sachant que des progrès étaient réalisés dans la recherche médicale et les traitements. Ils ont suivi les dernières nouvelles concernant la thérapie génique, les greffes de cellules souches et d'autres traitements expérimentaux susceptibles de guérir la drépanocytose ou d'en atténuer les symptômes. Ils ont également participé à des essais cliniques et à des collectes de fonds visant à accroître la sensibilisation et le financement de la recherche sur la drépanocytose. Les parents de Mukuna étaient fiers du courage et de la créativité de leur fils, et ils espéraient qu'il vivrait jusqu'au jour où la drépanocytose ne serait plus une maladie potentiellement mortelle.

La détermination et la résilience de Mukuna lui ont permis d'affronter les perturbations provoquées par ses rendez-vous médicaux avec un état d'esprit positif. Il a appris à apprécier les petites choses de la vie, d'un bon livre à un câlin chaleureux. Il a également appris à demander de l'aide lorsqu'il en avait besoin, que ce soit auprès de sa famille, de ses médecins ou de sa communauté en ligne. Le réseau de soutien de Mukuna lui a donné la force de continuer, même lorsqu'il se sentait dépassé ou découragé.

Le parcours médical de Mukuna n'a pas été facile, mais il n'a pas non plus été dénué d'espoir. Il a survécu aux obstacles et aux difficultés quotidiennes qu'il rencontrait grâce à son adhésion au traitement médical et à ses activités créatives. Il a inspiré les autres par son courage et son art, démontrant qu'une maladie chronique ne définit pas la valeur ou le potentiel d'une personne. L'histoire de Mukuna témoigne du pouvoir de la résilience et de la détermination et rappelle que même face à l'adversité, il y a toujours de l'espoir.

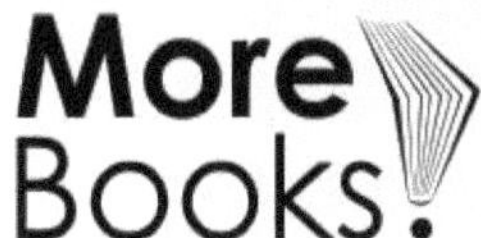

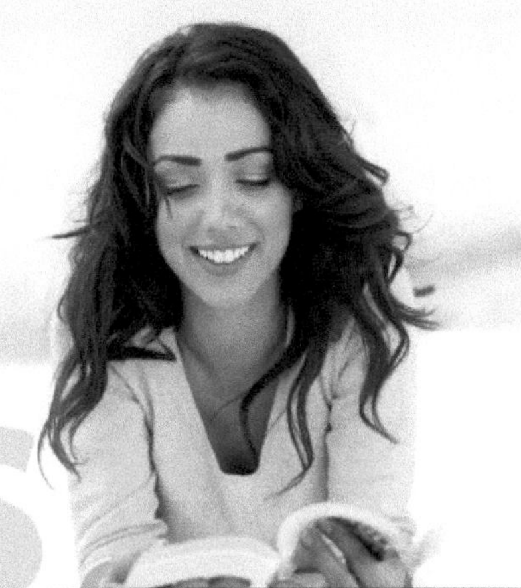

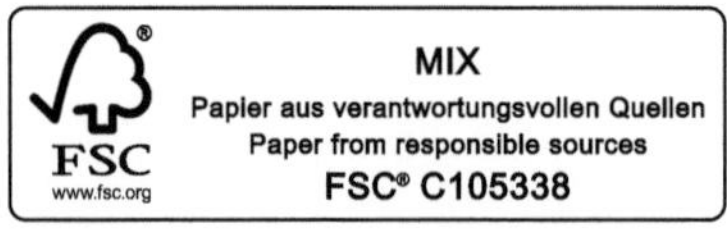

Printed by Books on Demand GmbH, Norderstedt / Germany